NOTICE

SUR

LE CHOLÉRA-MORBUS,

ET

LES DIFFÉRENS MODES DE TRAITEMENT

ESSAYÉS

DANS LE ROYAUME DE POLOGNE.

NOTICE

SUR

LE CHOLÉRA-MORBUS,

ET

LES DIFFÉRENS MODES DE TRAITEMENT

ESSAYÉS

DANS LE ROYAUME DE POLOGNE.

PAR

M. KORABIEWICZ,

MÉDECIN POLONAIS.

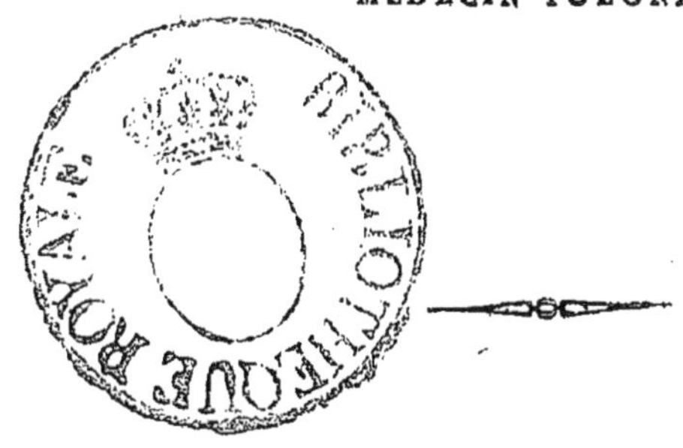

STRASBOURG,

Chez F. G. LEVRAULT, rue des Juifs, n.° 33.

1832.

NOTICE

SUR LE CHOLÉRA-MORBUS,

ET

Les différens modes de traitement essayés dans le royaume de Pologne.

Considérations générales.

La certitude que le choléra, à l'instar des autres épidémies qui ont régné dans les siècles passés [1], frappera sans exception toutes les parties de l'Europe, et la terreur qu'inspirent les tableaux effrayans des ravages exercés par cette épidémie dans les Indes orientales, imposent au médecin le devoir de détruire les préjugés établis, et de tranquilliser les esprits en dissipant une crainte irréfléchie et nuisible.

Pour atteindre ce but, il suffira de faire remarquer,

1.° Que le choléra perd chaque jour de son intensité primitive; car, dans les circonstances les plus favorables à son développement et à ses progrès, en Russie et en Pologne, la mortalité n'a cependant pas excédé celle occasionée précédemment par les typhus ordinaires. [2]

1 La lèpre, la variole et la fièvre scarlatine.

2 Le typhus régnant en Lithuanie pendant les années 1812 et 1813, a enlevé les deux tiers des malades.

2.° Que tous les médecins qui ont observé le choléra en Russie, en Pologne et en Autriche, ont démontré qu'il n'est pas contagieux par le contact avec les personnes infectées, mais que les causes premières de l'épidémie sont répandues dans l'air atmosphérique et en suivent le cours.

C'est pourquoi le choléra, en dépit des quarantaines, parcourra rapidement l'Europe, et toutes les mesures sanitaires imaginables ne pourront en arrêter ou retarder le cours. Dans sa marche on le voit s'arrêter dans certains lieux et éviter les autres, attaquer de préférence certaines personnes, suivant qu'il rencontre des circonstances plus ou moins favorables à son développement. Il établit d'abord son séjour dans les villes populeuses, dont les habitans, agglomérés dans des rues sales et étroites, sont continuellement plongés dans une atmosphère mal-saine, tandis que le plus souvent il épargne les campagnes.

Il est également à remarquer, que dans les lieux où le choléra règne avec le plus d'intensité, il épargne ordinairement les personnes qui sont le plus en contact avec les malades, telles que les médecins et servans dans les hôpitaux, et que les premiers, malgré des expériences plusieurs fois répétées sur eux-mêmes, avec du sang ou des matières provenant de vomissemens, n'ont pu parvenir à s'inoculer la maladie. On peut donc en conclure, 1.° que le choléra n'est pas plus contagieux, par le contact, que ne le sont les fièvres intermittentes, bien qu'elles soient endémiques dans plusieurs pays, et 2.° que les causes de la contagion du choléra sont répandues dans l'air atmosphérique, où nous puisons cette maladie, et par l'intermédiaire duquel elle se répand partout avec tant de facilité.

Il résulte de tout ce que nous venons d'exposer, que,

loin de s'abandonner à la peur, il convient au contraire de s'attacher de bonne heure à connaître, 1.° les causes prédisposantes du choléra, et de chercher à se garantir de ce fléau, en les évitant soigneusement; 2.° les symptômes principaux du choléra, ainsi que la méthode la plus convenable de le traiter, afin qu'en cas d'invasion la maladie soit connue, et qu'on puisse l'étouffer dans son germe, par des secours prompts et efficaces.

Les préceptes hygiéniques à observer pour se garantir du choléra, sont assez connus par les nombreuses instructions publiées par les commissions sanitaires, en sorte qu'il ne me reste rien à y ajouter. C'est pourquoi mon intention est, après avoir décrit le cours de la maladie, de ne rappeler que les plus importans de ces préceptes, et d'apporter une attention toute spéciale sur les moyens curatifs.

Je rendrai compte de tous ceux qui ont été essayés dans l'étendue du royaume de Pologne, et dont j'ai eu moi-même occasion de vérifier les résultats, sur les cholériques confiés à mes soins, à l'hôpital de la caserne des *hussards*, à Varsovie, dont j'avais la direction médicale. J'indiquerai tout ce qui a été tenté pour arriver à connaître la nature de la maladie, ainsi que les moyens les plus efficaces de la combattre.

Signes précurseurs et symptômes du choléra.

Première Période.

Bien que le choléra soit une maladie qui se développe violemment et avec rapidité, cependant des phénomènes intérieurs et extérieurs le précèdent de quelques heures, et indiquent son approche; tels que: une lassitude soudaine, un mal-aise général, l'affaiblissement des membres, un sentiment d'anxiété, le mal de tête accompagné de vertiges, et la pâleur de la face; les yeux deviennent ternes, l'appétit se perd, une légère constriction se fait sentir au creux de l'estomac, et le frisson parcourt tout le corps: immédiatement après viennent les nausées, les borborygmes, les selles fréquentes et aqueuses. Le pouls perd sa régularité et s'affaiblit d'une manière sensible.

Seconde Période.

Après la durée plus ou moins longue des symptômes que je viens d'énumérer; d'autres plus graves et caractérisant plus particulièrement le choléra, ne tardent pas à se manifester: c'est une constriction vive et très-douloureuse à la région épigastrique, des selles très-fréquentes, abondantes, aqueuses, inodores et semblables à de l'eau d'amidon, quelquefois rougeâtres, et laissant à l'anus un sentiment de cuisson; des vomissemens de matières aqueuses et blanchâtres. Ces vomissemens se renouvellent de quart d'heure en quart d'heure, à peu près, et ont lieu alternativement avec les selles.

Pendant la durée de ces symptômes, le malade éprouve, dans les mollets, des crampes très-douloureuses, et qui deviennent quelquefois si violentes, que, ne pouvant plus se soutenir sur ses jambes, il se laisse tomber et appelle du secours.

C'est dans cette période que des changemens frappans s'opèrent dans toute l'organisation : la face s'altère d'une manière étonnante, elle se couvre d'une pâleur mortelle, les yeux sont immobiles et éteints, les joues se creusent, les pommettes deviennent saillantes, les lèvres bleuâtres, la langue plombée et froide jusqu'à la racine, le corps entier, à l'exception de la tête, se refroidit et se couvre de taches livides, le ventre se contracte et tombe, les doigts et les orteils se recourbent, une sueur froide et visqueuse se répand sur le front, le cou et la poitrine, les vertiges deviennent plus graves, un sentiment insupportable de chaleur, accompagné d'une vive appétence des boissons froides, se fait sentir intérieurement, la respiration devient laborieuse et pénible, le pouls très-petit et imperceptible au toucher. Les urines sont nulles. Le malade, malgré son état d'extrême abattement, est très-agité, il essaye de se lever et se couche par terre. Il tombe quelquefois dans le délire. Enfin la voix s'éteint, les vomissemens et la diarrhée cessent, des mouvemens convulsifs se répandent dans tout le corps, les battemens du cœur cessent, les yeux s'enfoncent, le malade perd connaissance et meurt dans un état complet de torpeur.

La mort survient généralement au bout de 24 heures et souvent plus tôt. Il est des cas si violens que la mort a lieu au bout de 6 et même de 4 heures.

Lorsque le choléra a moins d'intensité, il suit plus lentement son cours : les vomissemens, la diarrhée et les crampes sont moins violens, l'abattement des forces et du pouls est moins sensible, et les autres symptômes ne se manifestent pas, ou disparaissent en peu de temps. Le pouls s'élève, le corps commence à se réchauffer, une transpiration légère survient, et le malade passe à l'état de convalescence au bout de 30 ou 40 heures.

Causes.

Les causes les plus rapprochées du choléra nous sont encore inconnues. Mais les principales causes prédisposantes sont l'air humide et chargé de substances organiques en putréfaction, le refroidissement subit du corps, lorsqu'on est échauffé, la suppression de la transpiration, la malpropreté, la faim, l'usage des alimens indigestes ou gâtés, les boissons trop froides, non fermentées ou alcooliques, les eaux minérales laxatives, les travaux et les veilles excessifs; enfin, les fortes émotions, telles que la colère, les inquiétudes vives et prolongées, et surtout la peur.

Après cette énumération des causes prédisposantes, il devient facile d'indiquer les principales règles hygiéniques à suivre pour se préserver du choléra; mais comme ces règles recueillies avec un soin minutieux et souvent publiées se trouvent entre les mains de chacun, je ne m'arrêterai qu'aux plus importantes.

Le premier et le plus efficace des moyens à opposer au choléra, est un air pur et sain. Par conséquent tout ce qui peut vicier l'air atmosphérique qui nous environne et le charger d'émanations putrides, doit être soigneusement écarté de nos demeures, dont nous aurions beau renouveler l'air, si celui du dehors était aussi vicié ou plus corrompu encore que celui de l'intérieur.

Entretenir la pureté de l'air dans les villes, doit donc être notre premier soin; et pour arriver à cet but important, il ne suffit pas de balayer les rues et de jeter ensuite les immondices dans les rivières et les canaux, ainsi que cela se pratique communément; mais il convient de les transporter hors de l'enceinte des villes.

Les fossés, les égouts, les boucheries, les tanneries, les marchés au poisson, les ateliers de teinturier, les fabriques de savon, etc., situés dans l'intérieur des villes, sont autant de foyers qui contribuent puissamment à corrompre l'air par les exhalaisons qu'ils répandent. Il convient donc que les commissions sanitaires apportent sur ces lieux une attention toute spéciale, ainsi que sur certaines ruelles où l'air est tellement vicié qu'on ne peut les traverser sans presque se trouver mal.

Ces lieux doivent avant tout être purifiés en y assainissant l'air au moyen de l'agent le plus puissant et le plus actif, le chlorure de chaux, employé en poudre ou en solution. [1]

C'est surtout dans les établissemens où il est important d'observer une propreté rigoureuse jusques dans les moindres détails, comme dans les hôpitaux, les casernes, les prisons, les amphithéâtres d'anatomie, qu'il convient d'employer le chlorure de chaux en solution, pour arroser fréquemment les escaliers, les plombs, les commodités, etc.

La propreté du corps doit également être l'objet d'un soin particulier. A cet effet, il convient de changer souvent de linge, de faire usage des bains, et de prendre un exercice modéré, pour entretenir le cours de la transpiration; mais il faut avoir l'attention de se préserver contre les changemens subits de l'atmosphère au moyen de chaussettes et de ceintures de laine, dont il

1 A cet effet, du chlorure de chaux a été distribué à Varsovie aux pauvres et aux frais publics.

convient de se couvrir particulièrement les pieds et le ventre.[1]

Enfin, comme le choléra attaque principalement les organes de la digestion, il convient de s'abstenir des alimens et des boissons qui affaiblissent les forces digestives de l'estomac. Ici les préceptes doivent varier suivant les pays, et être appropriés aux coutumes et aux usages de chacun. En général, on défend les végétaux aqueux ou acides, tels que la salade, la choucroute, les champignons, les concombres, les melons, les fruits de toute espèce, les pâtes lourdes et non fermentées, etc.

Parmi les substances animales, on défend celles qui sont d'une digestion difficile, comme la graisse, les viandes fumées ou marinées, quelques espèces de poissons, comme l'anguille et le saumon. On doit également s'abstenir de fromage et d'œufs durs, et rechercher de préférence les végétaux farineux ou aromatiques, ainsi que les viandes légères et épicées.

Les boissons acides, non fermentées, froides ou enivrantes, sont nuisibles sous deux rapports, parce que d'une part elles ont une propriété laxative, et que de l'autre elles refroidissent l'estomac. C'est pourquoi l'eau froide, bien que très-pure, est nuisible.

Autant l'abus du vin, de la bière et des boissons alcooliques est nuisible et prédispose au choléra, autant, d'un autre côté, ces mêmes boissons prises avec modération sont utiles et salutaires, surtout si on a soin d'y ajouter quelque substance fortifiante ou légèrement exci-

1 C'est le plus souvent pour s'être refroidis, en se couchant sur le ventre, sur l'herbe ou sur la terre, pendant les marches ou pendant leur convalescence dans les hôpitaux, que les soldats polonais ont été atteints du choléra.

tante, comme, par exemple, l'absinthe, l'écorce d'orange, la racine d'angélique, l'anis, le poivre, etc. En un mot, une vie sobre et modérée est le moyen le plus sûr de se garantir du choléra.

C'est pourquoi en Russie, où la sobriété n'est pas encore au nombre des vertus nationales, où la classe inférieure, livrée à l'ivrognerie, fait un usage immodéré de l'eau-de-vie, où la nourriture du peuple se compose des alimens les plus grossiers, crus ou mal apprêtés, le choléra a sévi avec la plus grande rigueur.

On a également eu occasion de remarquer que dans les villes du royaume de Pologne et de Lithuanie c'est principalement parmi la classe pauvre et surtout parmi les Juifs, qui vivent dans le plus grand état de malpropreté et qui se nourrissent très-mal, que le choléra a causé la plus grande mortalité.

Ainsi on peut naturellement conclure de tout ce que nous avons exposé, que le choléra doit perdre sensiblement de son intensité et présenter par conséquent peu de danger, dans les pays qui ne sont pas entachés des vices que nous venons de signaler, dont le trait caractéristique des habitans est la sobriété, et où le gouvernement et les riches s'empressent de venir au secours de la classe pauvre, en la soulageant dans ses besoins de première nécessité.

Traitement du choléra.

Ut te morti redimes, ferrum patieris et ignes.

Quel est le mode de traitement le plus efficace ?

Pour répondre à cette question, examinons d'abord les différens moyens curatifs essayés par les médecins en Pologne, et en comparant ensuite leurs résultats, nous verrons lesquels méritent la préférence.

Première Méthode.

1.° Les médecins polonais, s'appuyant sur les rapports officiels des commissions médicales qui ont observé le choléra en Russie, ont cru que cette maladie était inflammatoire de sa nature, et ils se trouvaient d'autant plus disposés à adopter la méthode curative indiquée par les commissions en question, que lors des premières autopsies on avait trouvé des traces d'inflammation dans toute la longueur du tube intestinal.

En conséquence, aussitôt que le choléra ou ses avant-coureurs commencent à se manifester, on fait au malade, au pied ou au bras, une saignée de 16 onces ou plus, suivant la constitution de l'individu, et on lui administre 20 grains d'ipécacuana ; après quoi on fait prendre au malade, de demi-heure en demi-heure, la poudre suivante :

Calomel	2 à 8	grains ;
Opium pur.	½ à 2	grains ;
Sucre blanc	10	grains.
D. S. n.° 6.		

On le couvre de couvertures chaudes ; il boit abondamment de l'infusion chaude de menthe poivrée ou de mélisse, etc. ; on couvre l'estomac de cataplasmes d'herbes aromatiques ou de sinapismes chauds; on frictionne tout le corps avec de l'eau-de-vie camphrée ou du vinaigre fort. Lorsque, malgré tous ces moyens, les vomissemens continuent, les douleurs du creux de l'estomac deviennent plus vives, et que le corps ne se réchauffe pas, on applique 20 ou 30 sangsues à l'épigastre, ou, à défaut de sangsues, 16 ventouses scarifiées. On fait prendre au malade des bains à la température de 32 degrés de Réaumur, avec addition de moutarde ou de potasse caustique, et il y reste pendant une demi-heure. Pour arrêter les vomissemens, on emploie la potion anti-émétique de Rivière. Si, en sortant du bain, les symptômes du choléra ont conservé leur intensité, on recommence à frictionner tout le corps, de demi-heure en demi-heure, avec la solution suivante:

Eau-de-vie camphrée . . . . 6 onces;
Esprit de sel ammoniac . . . . . . 3 onces;
Teinture de cantharides . . . . . . 1 once.
M. D. S.

Pour arrêter la diarrhée, on administre des lavemens d'amidon, de deux heures en deux heures, et si le danger ne fait que s'accroître, si la respiration devient plus difficile, et que tout indique une congestion vers les organes intérieurs, pour établir une dérivation plus efficace, on applique des moxas sur la poitrine, sur le ventre ou sur le dos. Lorsque tous ces moyens sont insuffisans, on commence à administrer les remèdes excitans, tels que l'huile volatile de menthe, de Caieputt, et l'esprit de corne de cerf succiné. Si enfin le corps commence à se réchauffer et à transpirer, on entretient la transpiration au moyen de boissons sudorifiques, et le malade ne tarde pas à passer à l'état de convalescence.

Réflexions.

Malgré la grande contradiction des moyens antiphlogistiques et excitans employés dans cette méthode, elle ne laissa pas que d'être préconisée dans son principe, et comme dans les premiers temps on ne savait pas encore bien distinguer le choléra de la diarrhée et de la dyssenterie, qui régnaient en même temps, le grand nombre de malades passés à l'état de convalescence semblait justifier l'emploi de cette méthode. [1]

Cependant on ne tarda pas à en reconnaître les graves inconvéniens, et surtout l'impossibilité de pratiquer la saignée avec succès, vu la subite suspension de la circulation et l'affaiblissement des mouvemens du cœur, au point qu'après l'ouverture des artères radiales même, le sang ne coule que goutte à goutte. De plus, des expériences journalières ont prouvé que chez les personnes exténuées ou affaiblies par des maladies antérieures, la saignée, n'arrêtant pas les progrès du choléra, enlève au malade le reste de ses forces, et devient par là très-nuisible. D'ailleurs, beaucoup de médecins n'ont trouvé, dans les autopsies qu'ils ont eu occasion de faire par la suite, aucune trace d'inflammation, soit dans l'estomac, ou dans les intestins.

Pour ce qui me concerne, j'ai eu suffisamment lieu de remarquer, dans les autopsies que j'ai pratiquées moi-même, qu'on ne rencontre ces traces inflammatoires que lorsque le choléra a été précédé d'une diarrhée de longue

1 Lors de ma première visite à l'hôpital de la caserne des hussards, parmi 15 malades qui étaient dans la section des cholériques, je n'en ai trouvé que 6 réellement atteints du choléra ; les autres n'étaient atteints que de diarrhée, de dyssenterie ou de fièvre gastro-bilieuse.

durée, ou dans le cas où le malade a succombé au bout de 2 ou 3 jours, et après lui avoir administré, à forte dose, le calomel, l'opium, le sous-nitrate de bismuth, ou des remèdes excitans. [1]

Mais lorsque les malades étaient morts à la suite d'une attaque violente du choléra, sans avoir pris de remèdes, si ce n'est les plus doux, on ne rencontrait aucune trace d'inflammation, ou quelquefois seulement une légère congestion sanguine à la surface de la membrane muqueuse des intestins.

Le choléra n'est donc pas inflammatoire dans son principe, il ne l'est que secondairement, et l'inflammation est nécessairement le résultat des progrès de la maladie, ou l'effet de la nature du traitement.

Ces observations, confirmées par celles de beaucoup d'autres médecins, affaiblirent considérablement la croyance primitive à la nature inflammatoire de la maladie dans son principe, et montrèrent que la saignée, trop généralement pratiquée, n'était pas toujours rationnelle. Cependant plusieurs médecins, malgré ces considérations, continuèrent à placer toute leur confiance dans la saignée, et persistèrent à attribuer la grande mortalité qu'ils éprouvaient parmi leurs malades, à ce qu'elle n'avait pas été assez abondante.

Le calomel, employé avec succès par les médecins anglais dans les Indes, étant également un remède très-puis-

1 J'ai fait, de concert avec le D.r Hluszniewicz, nonce à la diète nationale, quarante autopsies, dont les résultats, soigneusement distingués suivant les différens modes de traitement, ont été à l'instant même consignés dans des procès-verbaux, et que j'ai perdus ainsi que tous mes papiers, lors de notre retraite de Varsovie. Ces autopsies, pratiquées en présence d'une foule de médecins distingués, polonais et étrangers, portent l'empreinte de la vérité.

sant dans la méthode antiphlogistique, les médecins ont supposé que ce médicament pouvait être employé indistinctement dans tous les cas où ils admettaient une inflammation. — Ils l'ont donc administré dans le choléra à la dose de 2 grains d'abord, en allant jusqu'à 10 et 15, si la première n'avait pas été suffisante pour arrêter la diarrhée et calmer les douleurs de l'estomac.

Le médecin anglais Seearl a porté la dose de ce médicament, à l'hôpital des cholériques établi à *Bagatelle*, à Varsovie, jusqu'à ½ gros, et l'administrait de deux heures en deux heures.

Bien que je différasse d'opinion sur la propriété antiphlogistique du calomel, en ce sens que je pense que ce médicament agit en déprimant l'économie, mais qu'il irrite la partie sur laquelle il est immédiatement appliqué, j'en ai cependant fait l'expérience sur plusieurs malades, en l'employant aux doses indiquées : le succès n'a pas été favorable, et une mortalité effrayante m'a bientôt forcé d'en abandonner l'usage. C'est probablement le même motif qui détermina, en peu de temps, le docteur anglais à abandonner sa méthode.

Les autopsies, dans ce cas, ont constamment fait remarquer, sur les membranes muqueuses de l'estomac et des intestins, des rougeurs très-prononcées, qui sont bien certainement l'effet de ce traitement. Suivant moi, le peu de succès de la méthode antiphlogistique, dans le traitement du choléra, doit être attribué à l'usage du calomel, qui, en augmentant considérablement l'irritation du tube intestinal, fait naître de l'inflammation où il n'y en avait pas.

L'insuffisance des moyens employés jusque-là se faisant sentir chaque fois davantage, et la méthode antiphlogistique, avec tout son appareil, ne pouvant être pratiquée aux ambulances toujours mobiles de l'armée, il vint à l'esprit de traiter le choléra par l'eau chaude. C'est la méthode de Cadet de Vaux, employée dans les rhumatismes et appliquée au choléra.

DEUXIÈME MÉTHODE.

En conséquence, quelle que fût la période de la maladie, on faisait boire au malade, de quart d'heure en quart d'heure, un verre d'eau aussi chaude qu'il pouvait le supporter. Cette opération se renouvelait jusqu'à trente fois, ou bien jusqu'à ce que les vomissemens s'arrêtassent, et que la sueur commençât à se répandre par tout le corps.

Les premières expériences faites au camp ayant donné des résultats assez favorables, et cette méthode étant très-simple et facile à pratiquer, on l'adopta généralement, bien que les malades montrassent une répugnance bien prononcée pour l'eau chaude.

Peu après on commença à modifier cette méthode par l'emploi des teintures d'opium, simples ou composées, pour calmer la violence des vomissemens; mais l'abus de ces préparations opiacées ayant produit des symptômes gastriques et soporeux, le docteur Kaczkowski, médecin en chef de l'armée, proposa d'y substituer l'eau de laurier-cerise, ou l'extrait de noix vomique.

Dans mes expériences j'ai obtenu de l'emploi de cette méthode les résultats suivans : moitié des malades moururent, et ceux qui ne succombèrent pas, vomirent aussi long-temps qu'ils burent de l'eau chaude, et c'est indubitablement à ces vomissemens qu'ils durent leur salut.

Mais ceux chez lesquels les vomissemens s'arrêtèrent, éprouvèrent une douleur très-vive à la région épigastrique, une très-grande gêne dans la respiration, et moururent.

Lors de l'ouverture des cadavres, on a trouvé l'estomac si fortement distendu par la grande quantité d'eau qu'il contenait, qu'en y faisant une incision, elle jaillissait jusqu'au plafond. Il est donc évident que, dans ce cas, les vomissemens ont cessé par suite de la paralysie et de la distension excessive de l'estomac, et que la mort a été déterminée par les obstacles que rencontrèrent la circulation et la respiration, ainsi que par le resserrement des poumons et du diaphragme.

Des inconvéniens si graves, répondant si peu aux résultats espérés, ne pouvaient rester long-temps inaperçus, et on ne tarda pas non-seulement à reconnaître l'inefficacité de cette méthode, mais on lui attribua encore des cas assez fréquens d'apoplexie.

Les médecins, trompés deux fois déjà dans leurs espérances, sentirent alors vivement qu'ils n'avaient fait encore aucun progrès dans la découverte des moyens curatifs du choléra, et qu'il convenait de les chercher à l'avenir non dans un empirisme aveugle, mais dans le chemin d'une observation rigoureuse et rationnelle.

On se livra donc de nouvean avec ardeur et avec un soin particulier à l'investigation de la nature de la maladie, on examina attentivement ses principaux symptômes, et on rechercha, dans les cadavres, les moindres altérations survenues dans l'organisation.

Dans ces entrefaites le docteur Léo proclama le magistère de bismuth, comme spécifique contre le choléra, assura son infaillibilité de la manière la plus positive, et cita, à l'appui de son assertion, une foule de personnes qu'il avait traitées, et dont aucune n'était morte. Il recommanda sa méthode au gouvernement, l'engagea à en prescrire l'usage dans toute l'étendue du pays, et finit en promettant au public une ample dissertation sur la nature du chôléra.

Troisième Méthode.

Suivant le docteur Léo, quelle que soit la période du choléra, il convient d'administrer au malade, de deux heures en deux heures, la poudre suivante :

Sous-nitrate de bismuth . . . . . 2 grains;
Magnésie. . . . . 10 grains;
M. D. S. n.° 8;

et on continue l'administration de ce remède, de concert avec l'usage des boissons chaudes et mucilagineuses, ainsi que des frictions, jusqu'à ce que les vomissemens, la diarrhée et les crampes cessent, et que le corps commence à se réchauffer.

Le bruit de cette découverte se répandit rapidement partout, et les médecins, transportés d'un triomphe si brillant de leur art, dédaignant les moyens employés jusque-là, s'empressèrent d'essayer ce spécifique ; mais quelle fut leur surprise, lorsqu'ils s'aperçurent, dans leurs expériences, que ce remède infaillible avait perdu, entre leurs mains, les propriétés miraculeuses qu'il avait dans celles du docteur Léo.

Les résultats que l'on obtint de cette nouvelle méthode, ne furent rien moins que satisfaisans, bien qu'on eût remarqué que, dans les cas peu intenses, le magistère de bismuth calmait les vomissemens et les douleurs d'estomac.

Dans les expériences que j'ai faites, de concert avec le docteur Macarius Rein, nous avons eu occasion de nous convaincre que cette méthode est insuffisante dans les cas graves, et que le nombre des décès et des convalescences était exactement dans la même proportion qu'à la suite des autres modes de traitement. L'illusion fut donc de courte durée, et ce prétendu spécifique si prôné perdit entièrement sa vogue.

Réflexions.

Les efforts que l'on faisait généralement pour découvrir un spécifique contre le choléra, furent cause que les médecins, dans leurs expériences, attribuèrent leurs succès passagers, et dépendans de circonstances fortuites, aux médicamens qu'ils employaient et dont ils proclamèrent l'infaillibilité. Comme le choléra ne sévissait pas constamment avec une rigueur égale, et que ses principaux symptômes s'adoucissaient aussitôt que les fièvres intermittentes, qui régnaient en même temps, prenaient plus d'intensité, et que ce fut précisément dans cette circonstance que l'on fit usage du magistère de bismuth, ce médicament a pu avoir des résultats d'autant plus avantageux que, bien qu'il ne contienne rien de spécifique contre le choléra, il posséde cependant, à un certain degré, la propriété, depuis long-temps connue, de calmer les vomissemens, ainsi que les crampes de l'estomac.

Dans le même temps certains médecins, supposant que le spasme général des vaisseaux capillaires était la cause la plus rapprochée du choléra, et voulant expliquer par là tous les phénomènes remarqués chez les cholériques, avant et après leur mort; prétendirent, que c'était dans la classe des médicamens antispasmodiques et narcotiques qu'il convenait de chercher les remèdes efficaces contre le choléra. Ils recommandèrent en conséquence le camphre, le musc, l'huile de térébenthine, l'assa-fœtida, la teinture de valériane, l'esprit de corne de cerf, l'opium, etc.

QUATRIÈME MÉTHODE.

Quelle que fût la période de la maladie, on administrait au malade, d'heure en heure, suivant l'intensité du choléra, la poudre suivante :

Camphre.	4	à	8 grains;
Opium pur.	½	à	1 grain;
Sucre blanc			10 grains;

Ou bien :

Musc	3	à	6 grains;
Camphre.	3	à	5 grains;
Opium	1	à	2 grains;
Sucre			10 grains.

D. S. n.° 6, etc.

Avec cela, des boissons chaudes aromatiques, des bains, des lavemens et de légères frictions par tout le corps, avec de l'eau-de-vie camphrée, composent toute cette méthode, qui, bien que plus réfléchie, jusqu'à un certain point, ne repose que sur de pures suppositions, et devient très-contraire dans le cas où le choléra se trouve compliqué d'inflammation ou de symptômes gastriques; elle a de plus l'inconvénient de faire passer le choléra à l'état de fièvre dite *typhoïde*, et qui dans ce cas est une fièvre d'une nature particulière.

Enfin, il convient de faire aussi mention ici d'un autre

mode de traitement, qui consistait dans l'emploi de l'eau-de-vie camphrée, du rhum et du phosphore. Mais les premières expériences de ce genre, faites à l'hôpital de *Bagatelle*, à Varsovie, n'ayant pas produit d'heureux effets, je passerai les détails sous silence. Le gaz oxigène, ainsi que le tartre stibié, essayés à l'hôpital d'Uiazdow, éprouvèrent également le même sort.

L'analogie que l'on remarqua entre le choléra et la fièvre intermittente pernicieuse, et principalement avec la fièvre intermittente cholérique, dont quelques auteurs font mention dans leurs ouvrages, fut cause que plusieurs médecins employèrent le sulfate de quinine.

Observations.

Dans les différentes méthodes que je viens d'exposer, et si opposées entre elles, on remarque que parmi les médecins les uns, ont pris pour une maladie inflammatoire dans son principe, des complications accessoires d'inflammation, et que les autres, supposant que la maladie avait son siége dans le système nerveux, ou dans le système vasculaire capillaire, ont entièrement négligé ces complications.

C'est pourquoi les premiers ont fait abus de la saignée, ainsi que des antiphlogistiques, et les autres, des remèdes excitans ou antispasmodiques. Ces derniers surtout s'attachèrent trop exclusivement à exciter la transpiration, perdant de vue que, dans le traitement des maladies dont la nature et le siége nous sont également inconnus, il convient avant tout de combattre les symptômes les plus graves, et qui présentent le plus de danger : ce sont, dans le choléra, la diarrhée, les vomissemens et les crampes. Or, nous voyons qu'ils sont les premiers à se manifester, et que pendant leur durée ils occasionnent, non-seulement la prostration des forces, mais encore des congestions très-dangereuses au cerveau.

D'ailleurs, tant que durent les vomissemens, on ne peut se promettre aucun effet des médicamens destinés à opérer sur des symptômes plus éloignés, comme, par exemple, sur la transpiration ou les spasmes vasculaires, attendu qu'il faudrait que l'estomac retînt ces médicamens d'autant plus long-temps que l'absorption et la circulation, par l'intermédiaire desquels ils peuvent exclusivement opérer sur les vaisseaux capillaires, sont suspendus.

Enfin, la chaleur et la transpiration, qui ont tant occupé les médecins, ne reparaissent que lorsque le danger est éloigné, que la circulation commence à reprendre son cours, et que les vomissemens et la diarrhée sont arrêtés. [1] La chaleur et la transpiration ne sont donc que l'effet de la guérison, et pour s'en convaincre il suffit d'observer un cholérique et de suivre la maladie dans tout son cours.

Bien que nous ayons établi ailleurs que le choléra n'est pas inflammatoire dans son principe, et que les complications inflammatoires qui l'accompagnent ou qui surviennent sont l'effet naturel des progrès de la maladie, ou d'une diarrhée antérieure, il est cependant important de surveiller attentivement ces complications, et de les com-

1 Je n'ai jamais remarqué dans les nombreux cas de choléra que j'ai eu occasion de traiter, qu'une transpiration abondante s'établît pendant les deux premiers jours. Ce n'est que le troisième ou le quatrième jour après l'invasion de la maladie, lorsque le danger avait disparu, que la chaleur du corps et une légère transpiration commençaient à se faire remarquer.

battre dans toutes les périodes de la maladie. Mais ces complications ne constituent pas le choléra, et la mort, si elle survient, ne peut en aucune manière s'expliquer par les traces d'inflammation trouvées dans le cadavre : on sait d'ailleurs fort bien que, même dans les phlegmasies les plus intenses, la mort n'est pas l'effet de l'inflammation seulement, mais plus particulièrement des accidens qu'elle détermine, comme la gangrène, la suppuration, l'exsudation, la destruction des organes, etc., et comme on ne remarque dans le choléra aucun de ces accidens, il convient de chercher ailleurs les causes de la mort.

Ainsi, si on considère le violent développement du choléra et sa marche rapide, si on considère que les fonctions les plus importantes, telles que la circulation, la respiration et la caloricité se trouvent subitement suspendues, que les symptômes nerveux jouent un grand rôle dans le choléra, enfin, que dans les cas de mort violente, survenue au bout de deux ou quatre heures, on ne trouve aucune altération apparente, soit dans l'estomac ou les intestins, il faudra nécessairement en conclure que la maladie a son siége dans le système nerveux, et que l'influence de ce système sur la respiration, la circulation, etc., en a altéré ou suspendu le cours, et a déterminé la mort subite.

Par conséquent, dans la méthode que nous avons adoptée, nous appuyant sur les motifs précédens, et ne perdant pas inutilement le temps à de vains efforts pour provoquer la sueur au moyen des sudorifiques, nous avons porté toute notre attention d'abord sur les affections nerveuses, et procédant des symptômes aux causes, nous avons tâché de faire disparaître les principaux, tels que les vomissemens, la diarrhée et les crampes.

Moyens curatifs.

Suivant que le choléra est dans sa première ou seconde période, simple ou compliqué, nous le traitons d'une manière différente.

Première Période.

Lorsque les symptômes précurseurs se manifestent, et surtout lorsque les selles sont aqueuses, nous administrons d'abord 15 grains d'ipécacuana en poudre. De cette manière non-seulement la diarrhée s'arrête, mais encore les saburres sont expulsées de l'estomac. Après quoi, s'il n'y a pas de symptômes gastriques, nous faisons prendre au malade, de deux heures en deux heures environ, la poudre suivante :

Poudre de Dover . . . . 4 grains;
Oleo-saccharum de menthe. . . . 15 grains.
D. S. n.° 4.

Mais lorsque la langue est chargée, et que le malade éprouve des douleurs d'estomac, alors nous n'administrons pas cette poudre, et nous appliquons 12 ou 15 sangsues à l'épigastre. Dans ce dernier cas nous prescrivons les boissons mucilagineuses et adoucissantes, et dans le premier l'infusion de camomille, de mélisse ou de menthe poivrée.

On administre au malade deux ou trois lavemens d'amidon, auxquels on ajoute un jaune d'œuf : il garde le lit pendant une couple de jours, observe une diète convenable, et revient ainsi à la santé.

Deuxième Période.

Lorsque les vomissemens, la diarrhée, les crampes et le froid sont généralement développés, nous dirigeons notre traitement suivant les indications.

Si le choléra se développe subitement et n'a pas de complication, nous administrons, d'heure en heure, la poudre suivante :

Opium pur.	½ grain ;
Racine d'ipécacuana	4 grains ;
Rhubarbe	4 grains ;
Sucre	10 grains.

D. S. n.° 6.

Si cette poudre ne suffit pas pour calmer les vomissemens et la diarrhée, alors nous prescrivons la poudre suivante :

Magistère de bismuth	1 grain ;
Extrait de jusquiame.	3 grains ;
Sucre	10 grains.

D. S. n.° 6.

Lorsque ces moyens sont insuffisans, nous avons recours à la poudre suivante :

Extrait de noix vomique. . . .	1 à 2 grains ;
Gomme arabique pulvérisée . .	10 grains.

D. S. n.° 4.

Cette poudre calme quelquefois les crampes et les vomissemens d'une manière étonnante.

Lorsque le choléra commence par un mal de tête violent et des vertiges, lorsque le malade est dans le délire, s'il est pléthorique, nous lui faisons au bras une saignée de 16 onces, et si le sang ne coule pas avec assez d'abondance, nous lui appliquons 20 sangsues aux tempes et autant à l'épigastre.

Nous employons aussi les sangsues, lorsque le choléra se trouve compliqué d'affection gastrique, et en général lorsque les vomissemens et la diarrhée sont arrêtés, c'est-à-dire, lorsqu'une congestion sanguine vers le cerveau, déterminée par la durée de la maladie, vient menacer de nouveaux dangers.

Pour arrêter les vomissemens, nous administrons au malade, de quart d'heure en quart d'heure, une cuillerée à café de la poudre suivante :

Carbonate de magnésie ou de soude .	2 gros;
Acide tartarique	1 gros;
Sucre	½ once.

Cette poudre se mêle avec de l'eau, et se prend au moment de l'effervescence.

On administre en même temps au malade, de demi-heure en demi-heure, des lavemens d'amidon, auxquels on ajoute 10 gouttes de laudanum, et on couvre tout le ventre de sinapismes chauds. Il n'y a jamais lieu d'appliquer des moxas, attendu qu'ils occasionnent de vives douleurs, et qu'en augmentant l'intensité des spasmes dans toute l'étendue du corps, ils accélèrent évidemment la mort.[1]

La soif brûlante qu'éprouve le malade se calme au moyen des boissons froides, telles que l'eau, ou, par exemple, la décoction de racine de guimauve, avec addition d'acide tartrique et d'eau de laurier-cerise. Le ma-

1 Dans le cours des observations que j'ai faites de concert avec le D.r Hlusniewicz, nous avons toujours remarqué qu'à la suite d'applications de moxas les malades éprouvaient une très-grande gêne dans la respiration, ainsi que des mouvemens convulsifs de tous les muscles.

lade doit boire souvent, mais peu à la fois, parce que l'estomac ne supporte pas les boissons, même les plus douces, prises en trop grande quantité, et que de plus elles ont l'inconvénient d'augmenter la diarrhée. On calme les crampes au moyen de frictions avec de l'eau-de-vie camphrée, ou par l'application de cataplasmes chauds.

Pour ce qui concerne la chaleur du corps, on l'entretient non-seulement en couvrant chaudement le malade, mais encore au moyen des bains sinapisés ou de potasse caustique, à la température de 32 à 35 degrés, dans lesquels on laisse le malade pendant une heure. Mais on obtient infiniment plus de succès des bains de vapeur, administrés de la manière suivante: On place, par exemple, le malade sur une chaise de canne, sous laquelle on pose un vase contenant des briques ou des pierres fortement chauffées, on le couvre soigneusement et on verse du vinaigre sur les briques : la vapeur qui se dégage est très-chaude, réchauffe le corps, et produit beaucoup de soulagement. Il convient de répéter, plusieurs fois par jour, ces bains si simples et si peu dispendieux. Aussitôt que l'opération est terminée, on essuie le malade, on le couvre chaudement et, pour entretenir la température du corps, on le frictionne avec de l'eau-de-vie camphrée, du vinaigre, ou mieux encore, de demi-heure en demi-heure, avec une solution employée en Gallicie, et qui se compose de la manière suivante :

Camphre . . . . ½ once;
Moutarde . . . . ½ once;
Poivre. . . . . ½ once;
Cantharides en poudre . . . . . . 1 gros;
Quelques gousses d'ail.

On broie ces diverses substances ensemble dans un mortier; on y verse ensuite trois chopines d'eau-de-vie, et deux de vinaigre, et on expose le tout pendant 24 heures à l'insolation.

Si, après la suppression des vomissemens et de la diarrhée, il survient des obstructions et que la langue se charge, alors on dégage légèrement l'estomac au moyen de la mixture suivante :

Teinture de rhubarbe. . . . . 2 gros;
Muriate d'ammoniaque . . . . 1 gros;
Eau simple . . . . 6 onces.
D. S. une cuillerée de deux heures en deux heures.

Si, après que les principaux symptômes ont disparu, la chaleur naturelle ne revient pas encore, c'est alors le cas d'employer les remèdes provoquant directement la transpiration, comme l'infusion de bouillon-blanc, de fleur de tilleul ou de sureau, avec addition d'acétate d'ammoniaque, etc. Lorsqu'enfin la transpiration renaît et que le pouls s'élève d'une manière sensible, le malade passe à l'état de convalescence.

Mais un effet si heureux et si désiré n'a lieu que lorsque le choléra n'a pas atteint son plus haut degré d'intensité. Dans le cas contraire, lorsqu'il se développe violemment, en un instant, pour ainsi dire, et qu'il est accompagné d'une sueur froide, abondante et générale, alors tous les moyens que nous connaissons sont insuffisans, et nous sommes obligé d'avouer que le choléra est *incurabilis*.

Convalescence.

Pour garantir le malade des rechutes, il convient, avant tout, de fortifier l'estomac graduellement et avec précau-

www.ingramcontent.com/pod-product-compliance
Ingram Content Group UK Ltd.
Pitfield, Milton Keynes, MK11 3LW, UK
UKHW020533230726
13925UKWH00005B/2277

9 782013 587884